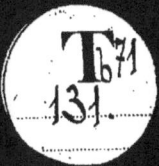

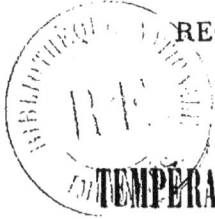

RECHERCHES EXPÉRIMENTALES

SUR L'INFLUENCE DE LA

TEMPÉRATURE DES FEMELLES EN GESTATION

SUR LA VITALITÉ DU FŒTUS

ET

LA MARCHE DE LA GROSSESSE

RECHERCHES EXPÉRIMENTALES

SUR

L'INFLUENCE DE LA TEMPÉRATURE

DES FEMELLES EN GESTATION

SUR

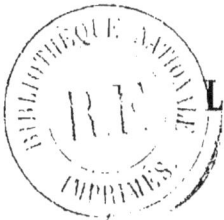

LA VITALITÉ DU FŒTUS

ET

LA MARCHE DE LA GROSSESSE

PAR

Édouard DORÉ

Docteur en médecine de la Faculté de Paris,
Ancien externe des hôpitaux de Paris,
(Médaille de bronze, 1882).

PARIS

ASSELIN ET Cie, LIBRAIRES DE LA FACULTÉ DE MÉDECINE

PLACE DE L'ÉCOLE-DE-MÉDECINE

1883

RECHERCHES EXPÉRIMENTALES

SUR L'INFLUENCE DE LA

TEMPÉRATURE DES FEMELLES EN GESTATION

SUR LA VITALITE DU FŒTUS

ET

LA MARCHE DE LA GROSSESSE

AVANT-PROPOS

C'est à l'instigation de notre excellent maître, M. le docteur Charpentier, que nous avons entrepris nos recherches expérimentales sur l'influence de la température maternelle sur la vitalité du fœtus. Nous le remercions ici de l'affectueuse bienveillance qu'il n'a cessé de nous témoigner.

C'est au laboratoire d'histologie de la Clinique d'accouchement de la Faculté que nous avons poursuivi ces recherches sous la direction et grâce aux conseils de M. le docteur Doléris.

Les expériences relatées dans ce travail, sauf deux, sont le résultat de notre mutuelle collaboration. Elles ont été l'objet d'une communication à la Société de biologie (séance du 21 juillet 1883) et constituent le premier faisceau de faits d'une série de recherches dont les principes et la base sont dès maintenant établis.

Nous remercions également M. Rodolphe Labusquière du concours qu'il a bien voulu nous prêter dans les différents détails de nos expériences.

EXPOSÉ

Nous nous proposons dans ce travail d'apporter un élément nouveau à la question déjà ancienne et si controversée de l'*Influence de la température dans les maladies fébriles de la femme enceinte sur la marche de la gestation et sur l'état du fœtus.*

Nous avons entrepris dans ce but un certain nombre d'expériences ; les unes en nous plaçant dans les mêmes conditions que nos prédécesseurs, les autres en introduisant au contraire de nouvelles conditions qui nous ont semblé mieux concorder avec les lois de la physiologie expérimentale, et mieux représenter ce qui se passe lorsqu'une femme est atteinte de fièvre.

En deux mots : tandis que les expérimentateurs qui nous ont précédé surchauffaient leurs animaux en les plaçant dans des foyers de calorique à 50 degrés, 60 degrés et plus, nous avons profité de cette donnée qui nous apprend que l'animal emmagasine la chaleur, et nous avons opéré d'une manière différente pour l'amener à un degré d'hyperthermie expérimentale qui représente celui de l'hyperthermie maxima des pyréxies connues.

Nous avons placé nos animaux dans des étuves chauffées de 32 à 36 degrés, température qu'ils supportent fort bien et nous avons eu soin d'entretenir une ventilation suffisante. De plus, nous avons pris la précaution de les rafraîchir de temps en temps au contact d'un air plus frais. Nous avons pu ainsi leur donner de l'hyperthermie pendant plusieurs jours, et réaliser à peu près les conditions de la fièvre en tant qu'élément : *chaleur.*

Ainsi faisant, nous avons obtenu des résultats opposés à ceux de nos prédécesseurs.

C'est ce point nouveau et original qui constitue vraiment le fond important de notre travail.

Nous n'apportons encore qu'un petit nombre de faits acquis, et si nous les utilisons pour notre thèse inaugurale, c'est avec l'intention de poursuivre nos expériences de façon à réunir un faisceau de faits capable d'établir définitivement nos conclusions. Tels qu'ils sont néanmoins, ils suffisent à nous fournir les éléments d'une dissertation utile et déjà convaincante en faveur des idées qui résument le fond de notre thèse.

C'est un fait connu depuis longtemps que les pyrexies de la mère retentissent sur la grossesse et sur le fœtus. Elles agissent soit en provoquant l'avortement ou l'accouchement prématuré, soit en tuant le fœtus. Dans le premier cas, l'enfant peut venir vivant, dans le second cas il peut, par le fait même de son état de mort dans la cavité utérine, être la cause de l'avortement ou de l'accouchement prématuré. Il semble cependant démontré que le plus souvent la mort du fœtus survient au début du travail.

Quoi qu'il en soit, que l'expulsion soit ou non le fait de la mort du produit, qu'elle survienne comme conséquence de la maladie elle-même, ce n'est pas notre intention de nous arrêter à ce point de la question.

Nous laisserons donc de côté tout ce qui regarde l'accouchement prématuré et l'avortement, pour le moment du moins, et nous viserons surtout ce qui touche à la vitalité du fœtus.

Nous nous contenterons de reprendre succinctement la

question dans un aperçu général lorsque, après avoir fait
connaître le résultat de nos expériences, nous essayerons
d'en tirer des conclusions au point de vue pratique.

HISTORIQUE.

Les pyrexies maternelles furent uniquement, pour les premiers médecins, un sujet d'observation clinique sans autre élément de discussion que la simple constatation d'un fait. Dans les livres d'obstétrique, quelques travaux déjà anciens, dont le plus important est le mémoire de Bourgeois (1) font le fond principal du sujet.

Quelques auteurs plus rapprochés de nous ont cherché à établir nosographiquement et d'une manière plus précise quelles relations existent entre la fièvre maternelle et l'état de l'enfant.

Ils ont pris pour objectif le pouls.

C'était alors là le seul élément important que l'on considérât dans la fièvre.

Aussi voyons-nous Fiedler (2) en 1862, Heckel et Buhl, constater des rémissions et des exacerbations du pouls fœtal en rapport avec les rémissions et les exacerbations du pouls maternel.

La fréquence du pouls, indice de l'action cardiaque, ne pouvait fournir qu'une donnée difficile à utiliser pour le contrôle expérimental. Cette action, dépendante elle-même de l'influence du système nerveux, n'en reste pas moins un sujet presque impossible à élucider dans ses effets plus encore que dans les causes immédiates qui l'excitent ou la modèrent. On peut cependant préjuger facilement de son influence sur les organes musculaires (cœur, utérus, vais-

(1) Mémoires de l'Académie de médecine, 1861.
(2) Fiedler. Arch. f. Heilkunde, 1862.

seaux); mais qu'il nous suffise d'envisager en passant de quelle importance peuvent être à leur tour ces effets multiples sur la gestation et sur le fœtus.

Mais voici que l'on invoque un élément pathogénique plus saisissable. Déjà Hohl, en 1833, avait remarqué qu'une élévation de la température chez la mère rend le pouls du fœtus plus fréquent. Hüter, en 1861 put, dans six cas constater le même fait.

L'application régulière de la thermométrie à la médecine fit envisager la question à un autre point de vue.

Jusque-là le pouls était le critérium, maintenant c'est par l'élévation thermique que l'on va en quelque sorte doser la fièvre qui va redevenir ce qu'elle était pour Galien : *Calor prœter naturam.*

Appliquant cette notion évidemment outrée à l'étude qui nous occupe, les observateurs ne voient plus que la chaleur, et c'est par l'hyperthermie qu'ils vont tout expliquer : les troubles aussi bien que les lésions organiques.

Fatalement, les accoucheurs suivent la même voie. Dans les pyrexies ils comptent pour rien le génie morbide et reportent tout sur le compte de la température.

Aussi Kaminsky (1), en 1866, chercha-t-il a étudier l'influence nocive d'une haute température maternelle sur le fœtus. S'appuyant sur l'observation clinique, il posa la règle absolue que c'était uniquement l'élévation exagérée de la température dans les maladies fébriles de la mère qui tuait le fœtus.

En 1869, Winckel (2), vint par de nouvelles observations confirmer les assertions de Kaminsky.

A ces faits cliniques manquait jusqu'alors le contrôle de

(1) Kaminsky. Moshauer, med. Zeitung, 1867.
(2) Winckel. Klinische Beolez. Pathol. der Geburt., 1869.

la physiologie expérimentale. C'est en vue de combler cette lacune que Max Runge (1), d'après les conseils du professeur Leyden entreprit quelques expériences qui furent faites sur des animaux.

Runge, se fondant sur les résultats de ses expériences, n'hésita pas à admettre comme vraies les assertions de Kaminsky.

Ajoutons que M. Pinard (2), professeur agrégé à la Faculté de médecine, est le premier auteur français qui ait signalé les recherches faites en Allemagne à ce sujet.

En 1881 paraît la thèse du Dr Vincent (3) sur l'influence de la température de la mère sur le fœtus.

Mais cet auteur, se trouvant dans la nécessité de soutenir à bref délai sa thèse inaugurale, n'apporte pas d'expériences personnelles et s'en rapporte à celles de Runge. Il donne une analyse assez détaillée de son étude, en traduit quelques passages et, sans être aussi affirmatif que cet auteur, émet des conclusions analogues aux siennes.

La conclusion à peu près unanime est que *l'élévation thermique dans les pyrexies est le seul élément à considérer.*

OBJECTIONS. — CRITIQUE.

Ce sont là des doctrines trop exclusives et trop absolues.

L'observation clinique vient tous les jours démentir ces faits : on voit des femmes atteintes de pyrexies dont la température se maintient dans des chiffres relativement bas,

(1) Runge. Archiv fur Gynækologie, 1877.
(2) Pinard. Art. Fœtus, in Dict. encycl. des sciences médicales, 1877.
(3) Vincent. Thèse de Paris, 1881.

comme la rougeole par exemple, avorter d'enfants morts, tandis que des éclamptiques qui auront supporté une hyperthermie considérable accoucheront néanmoins d'enfants vivants.

Ne sait-on pas d'autre part que la variole la plus confluente, s'accompagnant d'une fièvre intense, ne tue pas toujours l'enfant, lorsque l'expulsion survient avant que le fœtus ait subi l'action prolongée du poison variolique? La mère n'accouche-t-elle pas d'enfants vivants après avoir subi dix et douze accès de fièvre intermittente? Y a-t-il une affection capable d'exciter un mouvement fébrile plus intense que certaines angines qui cependant sont incapables de nuire à la vitalité du fœtus? D'ailleurs, c'est au début des pyrexies que l'hyperthermie est notoire et ce n'est qu'au décours de l'affection que survient la mort de l'enfant ou l'expulsion du produit vivant. Nous pourrions multiplier ces exemples, mais ils suffisent à montrer que la discussion est loin d'être vidée.

Il est évident que les auteurs précédents en portant systématiquement leurs recherches cliniques et expérimentales sur l'action de l'élévation de la température chez la femme enceinte, ont totalement laissé de côté un élément qui, dans la pathologie moderne, tend à occuper cependant le premier rang : nous voulons parler du caractère infectieux de la maladie dont la femme est atteinte et des perturbations organiques qui seraient le fait, non plus de l'hyperthermie, mais des agents infectieux eux-mêmes. Déjà quelques expérimentateurs ont apporté un appui sérieux à cette doctrine et, pour ne parler que des récents travaux de MM. Straus et Chamberland, Chambrelent (1) etc., nous avons la certitude aujourd'hui que les organismes vivants de certaines maladies

(1) Chambrelent. Thèse de Bordeaux.

microbiques (choléra des poules, charbon) passent de la
mère au fœtus. Cette donnée même nous est inutile, car
il suffit que nous sachions que le fœtus peut mourir par
le fait de l'infection seule de la mère devenue incapable de
lui fournir les matériaux nécessaires à sa réparation et à
son accroissement.

Ce que nous disions tout à l'heure à propos de l'hyperthermie en clinique s'impose tout aussi sévèrement à propos de l'infection en général. Quelle maladie en effet a tué
plus de fœtus que ne le font la syphilis, la tuberculose, le
choléra? Et cependant ici personne n'invoque l'action thermique.

La question est donc encore une fois plus complexe qu'elle
ne semble à première vue, c'est pourquoi nous ne voulons
pas l'embrasser toute entière. Aussi, après en avoir, par les
quelques aperçus qui précèdent, brièvement montré les côtés
principaux, nous n'envisagerons qu'un point limité, nous ne
tenterons de dégager de ce complexus pathogénique que
l'un des facteurs : l'élément *température*.

C'est par l'expérimentation que nous avons procédé ;
voyons donc ce que l'expérimentation avait dit avant nos
propres tentatives.

———————

Il est nécessaire, avant tout, de faire la revue des faits
tendant à démontrer l'importance de la chaleur dans les
pyrexies.

Mais nous ne craignons pas dès maintenant d'émettre la
proposition suivante : *Aucune* expérience ne conduit à la
certitude que les malades atteints de pyrexies meurent par
excès de chaleur ou par les altérations qui en sont la conséquence. Nous disons atteints de *pyrexies* : loin de nous en
effet la pensée que la chaleur seule ne puisse suffire à tuer.

Les insolations, les expériences entreprises dans le but de connaître les effets qu'une forte chaleur produit dans l'économie animale seraient là pour nous contredire. *Le coup de chaleur et le surchauffage* sont des faits incontestables.

Mais la distance est grande entre la plus haute température observée dans les maladies fébriles et l'élévation thermique nécessaire pour amener la mort par son action exclusive : on peut le voir dans nos expériences.

Chez l'homme en effet la température s'élève rarement au delà de 41 à 42 degrés centigrades. Or, rien ne nous démontre que l'expérimentation se soit bornée à produire ce simple phénomène. Bien au contraire, pour arriver à établir sa doctrine de la Chaleur animale et de la Mort par excès de calorique, Claude Bernard (1) invoque dans ses leçons, les anciennes expériences de Delaroche en 1806 (2). Or, ces expériences sont faites dans le but d'étudier les effets qu'une forte chaleur produit dans l'économie animale, et les animaux, dans la seconde épreuve, sont placés dans des conditions incompatibles avec la vie.

Celles-ci et les siennes propres amenèrent C. Bernard à conclure que la mort résultait de la modification physico-chimique de l'élément musculaire. La perte des propriétés de cet élément, en produisant la rigidité, l'arrêt de la circulation et de la respiration, amènerait fatalement la mort. Cette destruction de l'élément contractile se ferait de 37 à 39 degrés chez les animaux à sang froid ; de 43 à 44° chez les mammifères, de 48 à 50° chez les oiseaux, c'est à dire en général à une température de quelques degrés plus élevée que la température normale de l'animal.

On connaît les travaux de Zenker et de Hayem qui

(1) Claude Bernard. Leçons sur la chaleur animale, 1876.
(2) Delaroche. Thèse de Paris, 1806.

ont eu pour but de faire cadrer les faits pathologiques avec les faits expérimentaux. Nous ne nous y arrêterons point, bien que cette conclusion, un instant admise par tous, soit encore aujourd'hui celle d'un certain nombre de médecins. Il faut excepter cependant du groupe des lésions supposées en rapport avec l'hyperthermie, l'albuminurie dont tout récemment M. le professeur Bouchard a montré les vraies origines dans une néphrite infectieuse microbique.

Revenant aux expériences qui servent d'appui à la théorie de C. Bernard, il faut convenir que les animaux ont été par trop surchauffés et que leur température a été amenée à un chiffre que, même en proie aux plus intenses pyrexies, ils n'auraient pas atteint.

Puis il ne nous semble pas qu'on ait tenu assez compte des autres mécanismes possibles de la mort :

Mort par la respiration d'un air sec et surchauffé, incompatible à bref délai avec l'intégrité de la surface respiratoire du poumon.

Mort par le système nerveux surchauffé ; de là asphyxie.

Nous voyons, d'autre part, que ce dernier argument a bien été mis en lumière par M. Peter (1) en ce qui concerne les maladies générales.

En pareil cas, dit cet auteur, la température s'élève parce que la fonction respiratoire est primitivement troublée et l'hématose gênée.

L'accumulation de calorique intérieur se calcule hypothétiquement sur la diminution de la surface respiratoire. M. Peter s'appuie sur les expériences de Brown-Séquard.

Nous pourrions encore envisager l'hypothèse de Boyle,

(1) Peter. Des températures élevées dans les maladies. Gazette hebdomadaire, 1872.

qui explique la chaleur fébrile par la fermentation intérieure ; mais n'insistons pas.

Notre but n'est pas de développer cette question dans son entier ; il suffit de montrer comment on peut dire que certaines expériences sont défectueuses bien que les résultats soient néanmoins admissibles.

Nous ferons sensiblement le même reproche aux expériences de Runge.

Cet auteur, comme nous l'avons dit en commençant, a poursuivi la question de l'action de la chaleur ambiante sur la marche de la grossesse et la vitalité du fœtus bien plus qu'il n'a cherché l'action de l'hyperthermie compatible avec la vie des animaux. En envisageant à quelle température excessive il a soumis ses animaux et la rapidité avec laquelle ils sont morts, nous contestons la valeur absolue de ses expériences.

Runge n'a pas en effet réuni les conditions ordinaires de la fièvre, avec ses rémissions et ses exacerbations. Il n'a pas tenu compte de ce fait que les animaux n'équilibrent pas leur température par la transpiration cutanée ; qu'enfermés dans un air sec et chaud ils accumulent le calorique ; que leurs centres nerveux s'échauffent aussi rapidement que les autres parties du corps ; et il n'en a pas déduit les conséquences qui pouvaient en résulter : (troubles circulatoires; troubles nerveux susceptibles d'amener par euxmême la mort du fœtus par des perturbations vasculaires du côté du placenta, des contractions utérines, des épanchements sanguins inter-utéro-placentaires, des décollements du placenta et enfin par la suppression brusque ou progressive de la circulation fœtale.)

Malgré cela, et pour être à l'abri de tout reproche de parti pris, nous avons, dans une première série d'expériences, cherché à nous mettre dans les mêmes conditions que Runge

et l'on verra que même alors, nos résultats sont assez différents. Dans une seconde série nous nous sommes efforcés
d'éviter les inconvénients que nous signalions plus haut et
de produire une élévation de température artificielle aussi
peu différente que possible d'une fièvre véritable.

Nous avons ici encore obtenu des résultats variables,
mais plus en harmonie avec le principe qui nous guidait.

Ce n'est qu'après tâtonnement que nous sommes arrivé
à un procédé capable de nous fournir des données d'une
valeur incontestable, et suivant lequel nous avons fait notre
troisième série d'expériences.

DISPOSITIF DES EXPÉRIENCES.

Nous nous sommes servi d'une étuve vitrée de grandes
dimensions, que M. Doléris a fait construire par Wiesnegg
sur le modèle de l'une de celles qui servent au Laboratoire
de M. Pasteur.

La température est rigoureusement réglée au moyen d'un
régulateur à air. On la modifie avec la plus grande facilité
par l'addition ou la soustraction de poids déterminés. C'est
la dernière modification apportée au régulateur Schlesing
déjà modifié par d'Arsonval.

Un thermomètre placé dans l'étuve et visible à l'extérieur
permet d'en inspecter la température à chaque minute. On
peut avec la même facilité observer les animaux en expérience que l'on laisse libres ou que l'on enferme dans une
cage spacieuse.

Nous avons toujours noté la température rectale des animaux. Pour cela nous extrayions rapidement la bête et nous re-
fermions l'étuve de même. Après observation répétée, nous
nous sommes assuré que cela ne changeait pas la température

de l'appareil, qui toujours, au moment où l'animal y était réintroduit, avait atteint le degré voulu.

Quant à l'animal lui-même, il ressort de nos recherches que les effets du calorique ainsi emmagasiné par lui persistent longtemps après la sortie de l'étuve, malgré le séjour à l'air libre. Dans ces conditions, l'élévation thermique se maintient au même degré pendant 15 minutes en moyenne. Il faut une demi-heure pour qu'elle redescende d'un degré et ce n'est qu'au bout de plusieurs heures que la température retombe à la normale. Cette proposition étant connue, rien ne nous obligeait à chercher des difficultés pour prendre la température de nos bêtes. Runge a compliqué ses recherches par des installations d'appareils thermométriques dans l'oreille, dans le rectum ou le vagin, pouvant être inspectés de l'extérieur de l'étuve. Pour cela, il fallait que l'animal fût lié ; complication nouvelle dont il eût pu se dispenser s'il eût simplement poursuivi le but réel de son observation : la *fièvre expérimentale*.

Pour ce qui concerne la discipline de nos expériences, nous avons eu pour objectif dominant d'éviter les effets étrangers à ceux de la chaleur intérieure acquise, qui seuls réalisent les conditions de l'hyperthermie fébrile : éviter, par conséquent, les effets de surchauffage, les dérèglements nerveux, circulatoires et respiratoires qui en sont la conséquence très vraisemblablement, et dont l'action sur le fœtus vient s'ajouter sans nul doute à l'action isolée de la chaleur.

Il nous a fallu pour cela, bien que nos inductions nous eussent éloigné dès le début du procédé de Runge, qui nous paraît irrationnel, expérimenter d'abord comme lui, c'est-à-dire en surchauffant les animaux. Nous avons ensuite, à l'instigation de M. Doléris, opéré à des températures dé-

Doré.   2

croissantes pour arriver à un degré de chaleur inférieur au degré normal de l'animal lui-même.

C'est ainsi que nous avons pu arriver à un résultat expérimental nouveau en ce qui concerne la température des animaux privés de transpiration cutanée, plongés dans un milieu échauffé à 32°, 35° et 38°, chiffres inférieurs à celui de leur température propre. Ce résultat est que, plongée dans une étuve de 32° C, à 35° C, la température d'une lapine, qui est normalement de 39° par exemple, peut s'élever au bout d'un temps variable de 3 degrés au-dessus de cette normale (Exp. X). N'ayant jamais dépassé, dans cette série d'expériences, la température de 38° pour l'étuve et de 43° pour l'animal, nous ne possédons pas d'autres données en dehors de ce cadre.

Au surplus, nous avons le plus souvent opéré entre 32° et 36°, ce n'est qu'exceptionnellement et durant un temps très court que nous avons, à la fin de l'expérience XI, laissé monter notre étuve de façon à amener progressivement, mais assez vite, la température rectale à 43° 3.

Nous avons fait respirer nos bêtes dans un air tantôt modérément imprégné de vapeur d'eau, de façon à éviter le dessèchement rapide de la surface respiratoire, tantôt dans l'air sec sans, pour cela, observer grand changement dans les résultats de l'expérience. Nous les avons souvent rafraîchies extérieurement et d'une façon intermittente, de manière à pouvoir reproduire l'hyperthermie par longues périodes et plusieurs jours de suite.

Les examens des muscles ont été faits par M. Doléris, au Laboratoire, séance tenante.

Ajoutons enfin que nous avons expérimenté sur des femelles près du terme que nous étions en mesure de déterminer d'une façon précise, connaissant exactement le jour de la fécondation.

S'il nous fallait maintenant expliquer sur quels signes nous
nous sommes basé pour établir l'état de vie ou de mort du
fœtus dans quelques-unes de nos premières expériences,
nous pourrions dire que nous avons tenu compte du
seul signe qui dans l'espèce humaine permette de recon-
naître un fœtus vivant : les battements du cœur.

D'ailleurs, ce point n'a rien de capital dans ce travail,
puisque celles de nos expériences que nous invoquons
comme probantes sont celles où le part a eu lieu, sponta-
nément, à terme et a donné naissance à des fœtus non seulement vivants, mais viables.

Les premiers essais n'étaient que des expériences de
contrôle.

Première série.

Expérience I, faite au laboratoire de M. Laborde. — Cobaye pesant
950 grammes.

Etuve à chaleur sèche, chauffée à 62 degrés.

1 h. 15	Temp. rect. . .	39,5	Mise en étuve.
1 h. 20	— —	41°	L'animal a déféqué.

Durée de l'expérience : 5 minutes.

La bête est retirée et laissée au frais pendant une heure 25.

2 h. 45	Temp. rect. . .	39°	Mise en étuve.
2 h. 55	— —	41,5	Mouvements désordonnés.
3 h. 15	— —	45°	Mort.

0 h. 30

J'extrais trois petits morts du ventre de la mère. Leur température intérieure est 44,6.

L'autopsie de la mère fait voir de nombreuses ecchymoses sous-
pleurales et trois larges ecchymoses sous-péricardiques.

Cœur contracté, en systole, très dur, absolument vide.

Pas de début de travail.

Les petits, sensiblement de même taille, pèsent ensemble 90 grammes.

Pas d'inspirations, pas de contraction, même fibrillaire du cœur.

Exp. II, faite au laboratoire de M. Laborde. — Lapine très forte,
à terme, couverte le 23 mai.

Etuve à chaleur sèche, chauffée à 57 degrés.

21 juin :

2 h. 56	Temp. rect. . . .	38,6	Mise en étuve.
3 h. 06	— —	41°	Agitation.
3 h. 15	— —	41°	L'animal a uriné.

0 h. 19

La respiration de la bête est haletante et précipitée, les battements du cœur sont impossibles à compter. Je la retire de l'étuve.

La température suit la marche descendante suivante :

3 h. 25. . . . . 41,6.
3 h. 35. . . . . 39,8.
4 h. ». . . . . 39,6.
4 h. 45. . . . . 39°.

Remise dans sa cabane, la lapine met bas dans la nuit du 23 au 24 juin sept petits parfaitement vivants.

Exp. III. — Cobaye femelle, à terme, pesant 838 grammes.

Etuve à chaleur humide, chauffée à 50 degrés.

3 h. 35	Temp. rect. . .	38,6	Mise en étuve.
3 h. 45			L'animal urine et s'agite dans l'étuve.
3 h. 55	— —	40,8.	
4 h. 50			L'animal est couché, immobile, sa respiration haletante se ralentit de plus en plus.
5 h. 02	— —	44,5	Mort. Le cadavre est rigide.

1 h. 27.

Je l'ouvre aussitôt et je retire deux petits morts, dont la température intérieure est 44°.

Autopsie de la mère. — Le poids n'est plus que de 808 grammes.

Tout le poumon droit est de couleur lie de vin claire, presque uniforme ; le gauche est moins coloré. On pourrait rapporter cet état plus à la congestion qu'à l'asphyxie. Par une malaxation douce on fait refluer l'air à la périphérie et disparaître la coloration.

Le cœur est en systole.

Sur le péricarde viscéral il existe deux fines taches ecchymotiques.

Le ventricule gauche est en systole et fermé absolument ; le ventricule droit, au contraire, médiocrement dilaté, contient un caillot.

Les oreillettes contiennent du sang coagulé.

Le foie est congestionné.

Autopsie des petits. — Ils sont couverts de poils. L'un pèse 80 gr. et l'autre 78 gr.

Les poumons sont de couleur rosée, très uniforme, parfaitement homogène, sans ecchymose ni trace d'apoplexie.

Le foie parait plutôt un peu congestionné : la coloration s'accentue dans certains points.

Reins petits, non congestionnés, capsules surrénales saines.

La vessie a chez eux le volume d'un gros pois. Elle est remplie d'urine fortement alcaline.

Pas d'ecchymose sous le péricrâne, ni sous la peau, ni dans l'épaisseur des muscles.

Les placentas sont certainement congestionnés.

Exp. IV. — Cobaye tout à fait à terme, pesant 1195 grammes.
Etuve à chaleur humide, chauffée à 49 degrés.

    9 h. 10 Temp. rect. . . 38,4 Mise en étuve.
   10 h. 10   —   44,8 L'animal agité de mouve-
    1 h. »
ments convulsifs est retiré de l'étuve et l'opération césarienne est pratiquée sur la bête encore vivante mais arrivée à la période ultime de résistance. Elle est affaissée, sans réaction.

On extrait trois petits bien vivants dont la température est 43 degrés.

L'abdomen et le thorax ouverts, la bête vit encore : il faut lui détruire le bulbe pour la tuer.

Autopsie de la mère. — Le corps ne pèse plus que 805 grammes, mais il y a eu assez de sang répandu.

Cœur dur, en systole. Il y a un caillot dans l'oreillette et le ventricule droits, ventricule gauche absolument vide.

Pas d'ecchymoses sous-péricardiques, sous-pleurales, ni sous péricrâniennes.

Reins et capsules surrénales volumineux, mais non congestionnés.

Autopsie des petits. — Ils sont couverts de poils, sensiblement de même taille et pèsent ensemble 325 grammes.

Au moment de leur extraction ils sont bien vivants : leurs cœurs battent et ils respirent.

L'un d'eux est ouvert d'un coup de ciseaux, son cœur se contracte encore pendant quelques instants.

Les deux autres meurent environ dix minutes après ; c'est sur ces derniers qu'est pratiquée l'autopsie.

Leur cœur est en systole : l'oreillette droite seule renferme un caillot, les autres cavités sont absolument vides.

Les poumons sont absolument sains ; jetés dans un cristallisoir, ils surnagent.

La vessie, plus grosse qu'un gros pois, renferme de l'urine alcaline.

Le foie, la rate et les reins sont sains.

Pas d'ecchymoses péricrâniennes, mais les méninges me semblent injectées.

Rien au cerveau.

Les placentas étaient adhérents à l'utérus ; il a fallu les décoller pour extraire les petits.

Dans ces quatre premières expériences, les animaux ont été soumis à des températures décroissantes :

Exp. I. . . . . 62°
— II. . . . . 57°
— III. . . . . 50°
— IV. . . . . 49°

La durée de la vie a été dans une proportion parallèlement inverse :

Exp. I. Etuv. 62°. Mort en   30 minutes.
— III — 50°.   —   1 h. 27   —

Dans ces deux cas, on a attendu la mort confirmée de la mère. La température maxima atteinte a été :

Exp. I. Etuv. 62°. Mort en   30 min. Temp. max. 45°.
— III. — 50°.   —   1 h. 27 —   —   — 44,5.

Les fœtus ont été trouvés *morts* dans les deux cas avec des températures approchantes :

Exp. I. Etuv. 62°. Mort en   30 m. T. m. 45°. T. fœt. 44,6.
— III. — 50°.   —   1 h. 27 m. T. m. 44,5.   —   44°.

Dans l'expérience II, l'animal a été soustrait à l'action de la chaleur après 19 minutes d'expérience :

Exp. II. Etuv. 57°. Séjour 19 min. Temp. maxima 42°.

La bête a mis bas, à terme, des petits *vivants*.

Dans l'expérience IV, la bête a été ouverte avant la mort, les petits étaient vivants.

Exp. IV. Et. 49°. Séjour, 1 h. $\left(\begin{array}{l}\text{animal ouvert}\\ \text{avant la mort.}\end{array}\right)$ T. m., 44,8. T. des fœtus vivants, 43°.

Ce tableau, ainsi résumé, nous offre la succession logique des faits, et les contradictions apparentes trouvent une explication rationelle.

Nous en pouvons conclure que, au fur et à mesure qu'on élève la température de l'étuve, la mère meurt plus vite.

Si dans l'expérience II nous la voyons supporter la température de 57 degrés, c'est que nous arrêtons l'expérience au bout de 19 minutes. L'animal n'a alors atteint que 42 degrés. Cette température n'a eu aucune influence sur la marche de la parturition ni sur la vitalité des fœtus, car la bête met bas à terme des petits bien vivants. C'est grâce à la brièveté du temps du surchauffage qu'elle a évidemment dû de survivre, les troubles et les lésions observés en pareil cas n'ayant pas eu le temps d'apparaître.

Quant aux fœtus, tout ce qu'on peut dire, c'est que dans ce cas ils ont résisté à l'hyperthermie (42°) seule, c'est-à-dire dégagée du cortège des accidents dus au surchauffage prolongé.

Dans notre expérience IV, la mère résiste plus longtemps en raison de l'élévation moindre de la température de l'étuve (49°). Elle n'en n'arrive pas moins à acquérir une température intérieure de 44,8, et la vivisection pratiquée avant la mort nous démontre qu'elle n'a pas encore éprouvé la moindre lésion viscérale.

Les autres troubles du surchauffage n'ont pas davantage agi sur les fœtus, puisque nous les trouvons tous vivants.

Nous ne pouvons pas encore conclure, de ces quatre premières expériences, que la mort du fœtus soit directement le fait de la mort de la mère.

Enfin, nous noterons que dans les expériences I et III, où nous avons attendu la mort survenant dans un milieu très surchauffé, les mères présentaient à l'autopsie des lésions placentaires (congestion, apoplexie), sur lesquelles notre opinion n'est pas encore complètement faite, et que nous nous contentons de signaler en attendant l'examen histologique.

On pourra remarquer aussi la différence qui existe entre nos expériences et celles de Runge, puisque, tandis qu'il admet que les petits cessent de vivre dès que la mère atteint 41,5, nos expériences II et IV nous donnent des petits vivants, les mères ayant eu 42° et 44,8.

Nous pourrions, sans grande difficulté, démontrer dès maintenant l'étrangeté, pour ne pas dire plus, des résultats obtenus par cet auteur, sans insister sur la critique qu'il est aisé de faire de son procédé. Nous en dirons encore deux mots en terminant.

Deuxième série.

EXPÉRIENCE V. — Cobaye pleine à terme, pesant 900 grammes. Étuve à chaleur sèche, chauffée à 44 degrés.

10 h. 30	Temp. rect. . .	39,6	Mise en étuve.
11 h. 30	— —	42,2	
2 h. »	— —	42,8	
3 h. »	— —	42,8	
3 h. 35	— —	43,2	L'animal, allongé dans sa cage, ne remue plus; sa respiration est extrêmement anxieuse.
4 h. 50	— —	44,2	Mort.
7 h. 20			

Nous extrayons aussitôt quatre fœtus morts. Leur température intérieure est de 43 degrés.

Autopsie de la mère : Le corps ne pèse plus (les fœtus remis dans le ventre) que 815 grammes.

Les poumons sont gorgés de sang non coagulé; on remarque de nombreuses ecchymoses sous la plèvre viscérale.

Le cœur est dur; les oreillettes sont pleines de sang liquide; les ventricules, en systole, ne contiennent absolument rien.

La fibre cardiaque est acide.

Le péricarde renferme un épanchement liquide.

Rien au foie, aux reins, ni sous le péricrâne.

Autopsie des petits : Ils sont couverts de poils, sensiblement de même taille et pèsent, ensemble, 235 grammes.

Leur cœur est dur, vide de sang.

Aucune ecchymose sous les plèvres, ni sous le péricarde.

Leur vessie, de la grosseur d'un gros pois, est pleine d'une urine alcaline.

Rien au foie.

Les placentas ne présentent aucune lésion; ils étaient intimement unis à l'utérus.

Examen histologique fait par M. le Dʳ Doléris, chef de Clinique :

« La fibre musculaire du cœur et des muscles ordinaires de la mère est parfaitement homogène. Elle ne présente aucune apparence granuleuse, ni rien qui puisse y être comparé.

« Il en est de même dans la fibre fœtale.

« Le sang n'a subi aucune altération appréciable au seul examen histologique.

« Resterait à savoir ce que sont devenues les qualités de ce liquide et sa composition physico-chimique — ce que nous nous proposons de rechercher plus tard ; — ce point, n'ayant pas directement trait à notre sujet, nous l'avons réservé. »

EXPÉRIENCE VI. — Cobaye femelle, pleine, pesant 1,010 grammes. Étuve à chaleur sèche, chauffée de 43 degrés :

10 h. »	Temp. rect. . .	38,4	Mise en étuve.
10 h. 30	— —	40,4	
			Urine et défécation.
11 h. »	— —	41,4	
			L'animal passe ses pattes sur son nez comme pour enlever un obstacle à l'entrée de l'air.
11 h. 30	— —	41,2	

1 h. 30

La bête est retirée et laissée au repos pendant quarante-six heures; l'expérience est donc reprise le surlendemain :

9 h. 40 Temp. rect. . . 39,2 Mise en étuve.
10 h. 30   —   —   41,6
10 h. 50   —   —   L'animal passe ses pattes sur son nez, puis se blottit dans un coin, la tête élevée, semblant humer l'air, malgré le courant qui existe dans l'étuve. Sa respiration est haletante et précipitée.
11 h. 35   —   —   42,2
12 h. »   —   —   42° Respiration haletante et impossible à compter.

2 h. 20

La cobaye est retirée et laissée à l'air extérieur pendant 2 h. 20 minutes.

2 h. 20 Temp. rect. . . 38° Mise en étuve.
3 h. 20   —   —   40,8
4 h. 30   —   —   41.8
5 h. 30   —   —   42.4

3 h. 10

Laissée la nuit dans l'étuve avec des feuilles fraîches, la bête est retrouvée morte le lendemain à 7 heures du matin, sans qu'on puisse préciser à quelle heure de la nuit elle est morte. Sa température est de 43 degrés, identiquement la même que celle de l'étuve.

Autopsie : La bête ne pèse plus que 890 grammes.

Les poumons sont congestionnés et présentent, dans leur parenchyme, des infiltrations apoplectiformes.

Le péricarde renferme un épanchement liquide, séro-sanguinolent.

Le cœur est en systole, le ventricule et l'oreillette droite renferment un gros caillot noir. Le sang a perdu de sa fluidité.

Le foie et la rate ne présentent rien de particulier.

L'utérus renferme quatre petits, sensiblement de même grosseur, et pesant ensemble 85 grammes.

La peau des fœtus présente une teinte légèrement rougeâtre, due à l'imbibition.

Dans cette expérience, la bête est morte d'excès de calo-
rification, lentement, sans avoir avorté.

D'après ce que nous savons par l'expérience précédente,
nous avons le droit de supposer que la température de l'a-
nimal a dû s'élever dans la nuit jusqu'à un degré de chaleur
voisin de celui qui a tué à la longue le cobaye de l'expérience
V (44,2).

De ce fait, auquel manque l'examen immédiat après la mort,
nous ne tirerons que des conséquences très restreintes.

EXPÉRIENCE VII. — Forte lapine, à terme, couverte le 26 mai.
Étuve à chaleur sèche, chauffée à 42 degrés.
22 juin :

4 h. 23	Temp. rect. . .	38,8	Mise en étuve.
4 h. 55	— —	40,8	

La respiration est de plus
en plus précipitée, et l'a-
nimal passe fréquemment
ses pattes de devant sur
son nez, comme pour enle-
ver un obstacle à l'entrée
de l'air.

5 h. 25	— —	41,6	Urine.
6 h. »	— —	42,2	

1 h. 37

La bête est retirée de l'étuve ; sa température suit la marche descendante suivante :

6 h. 05	Temp. rect. . .	42,2
6 h. 20	— —	41,6
6 h. 40	— —	41°
7 h. 20	— —	39°
10 h. »	— —	38,6

Remise dans sa cabanne, la lapine met bas, dans la nuit du 26 au
27 juin, six petits, parfaitement vivants.

Sa température maxima, 42,2, n'a donc eu aucune influence ni
sur la marche de la parturition, ni sur la vitalité des petits.

EXPÉRIENCE VIII. — Cobaye pleine, pesant 707 grammes.
Étuve à chaleur humide, chauffée à 41 degrés.

10 h. 30 Temp. rect. . . 39°   Mise en étuve.
12 h. » — —   43,3
1 h. » — —   Anxiété extrême.
1 h. 15 — —   43,8 Mort.

2 h. 45
Je l'ouvre aussitôt, et retire deux petits morts.

Autopsie de la mère : Le corps ne pèse plus, les petits remis dans le ventre, que 675 grammes.

Poumons très peu altérés. A peine observe-t-on, sur la plèvre viscérale, deux ou trois légères taches ecchymotiques, très superficielles, n'ayant pas plus de 3 à 4 millimètres de diamètre. Tout le reste des poumons est sain.

Cœur en systole. Le ventricule droit renferme cependant un peu de sang. Les oreillettes renferment un caillot.

Foie un peu congestionné.

Rien sous le péricrâne.

Autopsie des petits : Les petits pèsent ensemble 72 grammes.

Leur cœur est en systole.

Leurs poumons sont sains.

EXPÉRIENCE. IX. — Forte lapine, couverte le 2 juin, pesant 4.270 gr.
Étuve à chaleur humide chauffée à 40 degrés.

30 juin :

12 h. » Temp. rect. . . 39°   Mise en étuve.
2 h. 15 — —   43,6 La bête respire 240 fois par minute.
3 h. » — —   43,8 Agitation extrême
4 h. » — —   44,2 La bête est haletante et ne
4 h.   fait pas de résistance. Sa respiration, soufflante n'est plus que de 150 par minute. Les battements du cœur sont impossibles à compter.

Elle ne pèse plus que 4.225 grammes.

Laissée en repos dans une pièce aérée, la bête revient à l'état normal. Sa température suit la marche descendante suivante :

4 h. 15 Temp. rect. . . . 43,6
4 h. 30 — —   43°

```
4 h. 45 Temp. rect. . . 42,8
5 h. 15    —    —    41,6 Le nombre des respirations
                         a augmenté et est à ce mo-
                         ment de 204; elles sont
                         courtes et précipitées.
5 h. 45    —    —    40,8 Respir. 180. Puls. 210.
6 h.  »    —    —    40.2 Respir. 172. Puls. 210.
```

La lapine met bas le 3 juillet et dans la nuit du 3 au 4 juillet, dix petits morts et ayant subi un commencement de macération.

Le tableau résumé des cinq expériences précédentes nous montre les résultats suivants obtenus à une température relativement inférieure à celle de la première série :

```
Exp. V..    44°
Exp. VI..   43°
Exp, VII..  42°
Exp. VIII.. 41°
Exp. IX..   40°
```

La survie des animaux a été beaucoup plus considérable.

```
Exp. V. Et. 44° Mort en 7 h. 20
Exp. VI. Et. 43° Mort?
    (Plus de 7 heures de survie.)
Exp. VIII. Et. 41° Morte en 2 h. 45.
```

Les différences de la survie dans les expériences V et VIII s'expliquent en ce que, dans la première, on a extrait plusieurs fois l'animal, de façon à modérer l'élévation de température dès le début de l'expérience ; au bout d'une heure il n'avait atteint que 42°.2.

Tandis que dans la seconde on ne l'a soustrait momentanément au surchauffage qu'au bout d'une heure et demie ; il avait déjà atteint 43°3,. Son existence était dès lors compromise. Cependant il y a lieu de faire une réserve sur cette variabilité dans la résistance, que nous retrouverons tout à l'heure à propos des expériences VII et IX.

La température maxima atteinte a été toujours égale ou supérieure à 43 degrés.

Exp. V. Étuve 44°. Mort en 7 h. 20. Temp. M., 44°,2.
Exp. VI. — 43°. Mort ? — — Notée 43°.
Exp. VIII. — 41°. Mort en 2 h. 45. — 43°,8.

Les fœtus ont été trouvés *morts* dans ces trois cas ; leur température, prise le plus promptement possible, étaient approximativement celle de la mère.

Dans les expériences VII et IX, les animaux ont été soustraits au surchauffage lorsque leur état commençait à menacer ; on a laissé arriver l'un au-dessus de 44 degrés, l'autre au contraire n'ayant pas dépassé 42°,2.

Exp. VII. Étuve 42°. Séjour 1 h. 37. Temp. M. 42,2.
Exp. IX. — 40°. — 4 h. » — 44,2.

Comme on le voit, le séjour à l'étuve a été mieux supporté dans la deuxième expérience que dans la première, en raison du moindre surchauffage, néanmoins il y a lieu de s'étonner de la grande résistance de la lapine de l'expérience IX qui a supporté sans mourir, pendant deux heures, une température supérieure à 43°5. Cette observation d'ailleurs n'est que la répétition de ce que nous venons d'observer pour les animaux des expériences V et VIII.

Dès maintenant nous serions peut-être autorisés à conclure qu'il y a dans la manière de réagir des femelles en gestation vis-à-vis du surchauffage des différences individuelles considérables, et il ne nous paraît pas téméraire d'émettre l'avis qu'il doit en être de même pour la résistance des fœtus.

Revenant à ce qui s'est passé pour les produits dans les deux dernières expériences (VII et IX), nous constatons que dans l'expérience VII la mère ayant subi une température supérieure à 41°,5 pendant 55 minutes (35 m. dans l'étuve ; 20 m. hors de l'étuve) (1), a mis bas, cinq jours après, à terme, six petits parfaitement vivants.

(1) Les animaux extraits de l'étuve, comme on peut le voir éga-

Dans l'expérience IX, la température étant arrivée à 44°2 et s'étant maintenue pendant plus de deux heures au-dessus de 43°,5, la lapine, qui a survécu à notre grand étonnement, a mis bas, quatre jours après, exactement à terme, dix petits morts et ayant subi un commencement de macération.

Nous ne dirons plus qu'un mot sur la comparaison de nos expériences avec celles de Runge. Le désaccord est complet.

Les moyens par lesquels cet auteur est parvenu à maintenir ses animaux à une température constante (entre 40 et 41°,5 d'une part; entre 41°,5 et 42°,5 d'autre part) en les plaçant d'abord dans une étuve chauffée à 50 degrés pour les refroidir ensuite en les couvrant de compresses glacées, et les replaçant enfin dans des étuves à basse température, nous paraissent dénués de rigueur. En tous cas, ils sont fort dangereux au point de vue des résultats de l'expérience : alternatives de surchauffage et de congélation, tel est, en deux mots, son procédé. Nous avons vu par notre procédé constamment la température s'élever, notre étuve restant de 15 à 20 degrés au dessous de celle de Runge. Ajoutons à cela que nous étions obligé, pour relever la température rectale de nos animaux, de les extraire de l'étuve plusieurs fois pendant deux à trois minutes chaque fois. Ce n'est pas tout, il y a sans doute une différence frappante entre la résistance des lapines allemandes et des lapines françaises : les premières succombant (expérience n° VI de Runge, étuve à 40°) en 53 minutes au maximum, tandis que les secondes ont supporté sans mourir la même température quatre fois plus longtemps (Expérience IX).

lement dans les expériences II, VII et IX conservent une température élevée pendant un temps assez long, circonstance favorable pour obtenir l'hyperthermie dégagée de l'action du surchauffage artificiel.

Enfin Runge fait mourir quelques-uns de ses animaux avec une température dépassant fort peu 42 degrés et il trouve toujours dans ces cas, dit-il, des fœtus morts.

Cette façon d'interpréter la dernière proposition ayant trait à la mort du fœtus est vicieuse, car dans nombre de cas il considère comme morts des fœtus dont le cœur bat encore dans l'utérus de la mère ouverte agonisante.

Sans vouloir vider cette question des signes positifs de la mort du fœtus au moment de l'opération césarienne pratiquée de la sorte, nous ne saurions accepter comme suffisant le critenium que Runge attribue à Breslau, c'est-à-dire la respiration et les mouvements spontanés. Nous savons que dans l'espèce humaine ce criterium est insuffisant; de quel droit l'accepterait-on pour les espèces animales?

Troisième série.

Nous arrivons à la troisième série de nos expériences; les seules qui, pour nous, présentent quelques conditions certaines d'analogie avec ce qui se passe chez la femme enceinte.

Ainsi que nous l'avons dit en commençant, nous avons élevé progressivement la température intérieure des animaux en les maintenant dans un foyer de calorique inférieur à leur chaleur propre. Nous les avons ainsi soustraits à l'action complexe du surchauffage, très capable de troubler les résultats de l'expérimentation. Nous n'aurons donc pas, dans les expériences qui vont être relatées maintenant, à apporter la moindre restriction aux conclusions que nous en déduirons.

D'autre part, nous sommes resté, en ce qui regarde la température de l'animal, dans une limite modérée et compatible avec la vie, bien que représentant une hyperthermie

supérieure à la température maxima observée dans les pyrexies de l'espèce humaine : soit 42°. Nous avons même
atteint 43°, mais cette température, nous l'avons déjà dit,
n'a été maintenue que pendant un très court laps de temps.

EXPÉRIENCE. X. — Lapine couverte le 6 juin, pesant 3,720 gr.
Etuve à chaleur humide chauffée à 32°.
5 juillet :

   5 h. 20 Temp. rect. 39,2. Mise en étuve.
   6 h. 30   —   40°
   7 h. 50   —   40,4.

La bête passe la nuit dans sa cabane et n'est remise que le lendemain en étuve, baissée, cette fois encore, d'un degré et amenée à 31°.

6 juillet.

   9 h. 30 Temp. rect. 39° Mise en étuve.
  10 h. 30   —   39,4
  11 h. »   —   39,4 Respiration précipitée et batte-
                           ments du cœur intenses.
  12 h. »   —   39,6

La bête est retirée et laissée dans une pièce aérée ; l'expérience
est reprise dans les mêmes conditions de chaleur à :

   2 h. 30 Temp. rect. 39° Mise en étuve.
   3 h. 30   39,8
   4 h. 30   —   40,2 Respiration haletante et préci-
                           pitée.
   5 h. 30   —   40,4
   6 h. »   —   L'animal passe ses pattes sur
                           son nez comme pour enlever
                           un obstacle à l'entrée de
                           l'air.
   6 h. 30   —   40,6
   7 h. 15   —   41° L'animal semble plus affaissé
                           que les jours précédents à
                           cette température.

La bête passe la nuit dans sa cabane et n'est remise que le len-
main matin en étuve dont la température est élevée à 33 degrés,
7 juillet :

   9 h. 30 Temp. rect. 39,2 Mise en étuve.
  10 h. 30   —   39,6
  11 h. 45   —   40°

1 h. 15	—	40,4	L'animal bondit dans sa cage.
2 h. 15	—		La bête cherche encore à enlever l'obstacle à sa respiration.
2 h. 30	—	40,6	
3 h. 30	—	41,2	Cœur et respiration impossibles compter.
4 h. 30	—	41,6	
5 h. »	—	42°	La bête est haletante, inerte.

Je la laisse à l'air extérieur une demi-heure et la réintroduis dans l'étuve à

5 h. 30

8 h.   Temp. rect. 41,4

La lapine met bas dans la soirée du 8 juillet dix petits parfaitement vivants, encore au laboratoire.

EXPÉRIENCE XI. — Lapine couverte le 10 juin, au plus tard, pesant 3,600 grammes.

Étuve, chaleur humide, à 35 degrés.

9 juillet :

10 h. 15	Temp. rect. . . .	39,8	Mise en étuve.
11 h. 15	— —	41°	
12 h. »	— —	41,6	

La bête est retirée un quart d'heure.

12 h. 15. · · · · · · ·		Mise en étuve.
1 h. 45	Temp. rect.	40,8
3 h. »	— —	40,8
4 h. 30	— —	40,8
5 h. 25	— —	40,8
6 h. 25	— —	41,5
7 h. 25	— —	41,6

La bête est remise dans sa cabane pour y passer la nuit. L'expérience est reprise le lendemain.

10 juillet :

Étuve à 37 degrés.

10 h. 30 · · · · · · · · ·		Mise en étuve.
11 h. 35	Temp. rect.	40,2.
2 h. 05	— —	41°
3 h. 35	— —	41,2
4 h. 35	— —	42°
5 h. 35	— —	43,2
6 h. 20	— —	43,3

La bête est remise dans sa cabane; elle y passe la nuit et la journée du lendemain. L'expérience n'est reprise que le surlendemain soir.

12 juillet :

Étuve à 36 degrés.

4 h. 45	Temp. rect. . . .	39,6	Mise en étuve.
5 h. 50	—	—	41,2	
6 h. 50	—	—	41,6	

La bête est retirée et laissée en repos.

Elle met bas, le 13 et le 14 juillet, 9 petits : 6 vivants et 3 morts, mais non macérés.

EXPÉRIENCE XII. — Lapine pleine, pesant 3,400 grammes.

Étuve à chaleur humide, chauffée à 35 degrés.

10 h. »	Temp. rect. . . .	39,2	Mise en étuve.
10 h. 35	—	—		L'animal urine.
11 h. »	—	—	40,2	
12 h. »	—	—	41,4	

La bête est retirée pendant un quart d'heure.

12 h. 15	—	—		Mise en étuve.
1 h. 30	—	—	40,4	
2 h. 30	—	—	40,8	
4 h. »	—	—	40,8	
5 h. 15	—	—	41,2	
6 h. 15	—	—	41°	
7 h. 15	—	—	41,4	

La bête est remise dans sa cabane pour y passer la nuit. L'expérience est reprise le lendemain.

10 juillet :

Étuve à 37 degrés

10 h. 30	. . . . . , ...		Mise en étuve.
11 h. 30	Temp. rect.	40,5	
2 h. »	—	—	41°	Anxiété et immobilité.
3 h. 30	—	—	41°	
4 h. 30	—	—	42°	Sauts dans la cage.
5 h. 30	—	—	42,3	
6 h. 15	—	—	42,5	

La bête est remise dans sa cabane; elle y passe la nuit et la journée du lendemain. L'expérience n'est reprise que le surlendemain soir.

12 juillet :

Étuve à 36 degrés.

4 h. 45	Temp. rect. . . .	40°	Mise en étuve.
5 h. 45	—	—	41,6	
6 h. 45	—	—	42°	

Elle met bas le 23 juillet, six petits parfaitement vivants, qui sont encore au laboratoire.

EXPÉRIENCE. XIII. — Forte lapine pleine, très près du terme. Etuve à chaleur sèche.

21 juillet :

    9 h. »   Etuve 30. Temp. rect. 39,8 Mise en étuve.
  10 h. 30   — 31.   —   39,8
  11 h. »   — 35.   —
  11 h. 30   — 36.   —   40'5
  12 h. 15   — 33.   —   40,8

La bête est retirée pendant 2 heures 45 minutes.

    3 h. »   Etuve 30. Temp. rect. 39,6 Mise en étuve.
    5 h. 45   — 34.   —   41°
    7 h. 15   — 35.   —   41,2

La bête est retirée. A 7 heures 30 sa température rectale est encore 40,8.

Elle passe la nuit dans sa cage et est remise le lendemain matin en expérience.

22 juillet :

    9 h. 30 Etuve 36. Temp. rect. 39,6 Mise en étuve.
  10 h. 30   — 36.   —   40,2
  11 h. 30   — 36.   —   40,6
  12 h. 45   — 36.   —   42°

La bête est retirée jusqu'au lendemain.

23 juillet :

    9 h. »   Etuve 36. Temp. rect. 39,2 Mise en étuve.
  10 h. »   — 36.   —   39,6
  11 h. »   — 36.   —   39,6
  12 h. »   — 36.   —   40,4
    1 h. 30   — 36.   —   41,4

La bête est retirée pendant 2 heures.

    3 h. 30 Etuve 36. Temp. rect. 38,8 Mise en étuve.
    4 h. 30   — 36.   —   40°
    5 h. 30 Etuve 36. Temp. rect. 40,8
    6 h. »   — 36.   40,8

La bête est retirée jusqu'au lendemain matin.

24 juillet :

    9 h. 30 Etuve 36. Temp. rect. 39,4 Mise en étuve.
  10 h. 30   — 36.   —   40,2
  11 h. 30   — 36.   —   40,6
  12 h. »   — 36.   —   40,8

La bête est remise en cabane.

Elle met bas le 25 juillet au matin 9 petits : 6 vivants et 3 morts, non macérés. Ces trois derniers ont succombé immédiatement après ou pendant la parturition, comme cela arrive fréquemment dans les portées nombreuses.

Expérience XIV. — Belle lapine, couverte le 27 juin.
Etuve à chaleur sèche.
21 juillet. :

9 h. 05   Etuve 30   Temp. rect. 39,6   Mise en étuve.
10 h. 35   —   31   —   40,2
11 h. »   —   35   —
11 h. 35   —   36   —   41
12 h. 30   —   33   —   41,4

La bête est retirée pendant 2 heures 45.

5 h. 30   Etuve 30   Temp. rect. 39,6   Mise en étuve.
3 h. 50   —   34   —   41°
7 h. 20   —   35   —   41,9

La bête est retirée. A 7 heures, 35 sa température rectale est encore 41,2.

Elle passe la nuit et la journée du lendemain dans sa cage. L'expérience est reprise le surlendemain.

23 juillet :

9 h. »   Etuve 36.   Temp. rect 39,6   Mise en étuve.
10 h. »   —   36.   —   41,4
10 h. 25   —   36.   —   41,6

La bête est retirée. A 10 heures 45 sa température rectale est encore 41°.

L'expérience est reprise à :

3 h. 30   Etuve 36.   Temp. rect. 39,8   Mise en étuve.
4 h. 30   —   36.   —   41,6
5 h. 30   —   36.   —   42,3

La bête est retirée. A 5 heures 45 sa température rectale est encore de 41,6.

L'expérience est reprise le lendemain.

24 juillet :

9 h. 30   Etuve 36.   Temp. rect. 39,8   Mise en étuve.
10 h. 30   —   36.   —   40,8
11 h. 30   —   36.   —   42°

La bête est retirée.

Elle met bas le 27 juillet exactement à terme 7 petits vivants.

Dans ces cinq expériences les mères ont toutes atteint la température de 42° 6 dans le rectum. Toutes ont supporté, plus d'une heure, la température rectale de 41° 5. La plupart l'ont atteinte et dépassée à plusieur reprises.

Une est arrivée à 43° 3 (Exp. XI).

Deux ont dépassé 42°. (Exp. XII - 42 5). (Exp. XIV°, 42°3).
Tous ces animaux, enfin ont été soumis à une hyperthermie
longtemps prolongée dépassant les chiffres les plus élevés
de l'hyperthermie morbide de l'espèce humaine. Tous ont
mis bas à terme des petits vivants, sauf de rares morts
accidentelles survenues apparemment pendant la parturition.

CONCLUSIONS.

Le travail que nous soumettons aujourd'hui à l'apprécia-
tion du lecteur ne contient, comme on a pu le voir, qu'une
partie des éléments capables de conduire à une opinion dé-
finitive. Nous nous permettrons cependant d'en tirer, dès
maintenant, quelques conclusions qui représentent pour
nous le prélude d'une doctrine que nous espérons établir
plus solidement.

CONCLUSIONS EXPÉRIMENTALES.

1° Une température de 41,5 à 42°, obtenue dans un milieu
chauffé à 32° seulement, ne détermine chez les animaux en
expérience aucun phénomène morbide grave et n'entraîne
jamais la mort du fœtus.

2° Une température de 43°, obtenue par un surchauffage
lent et progressif (à partir de 32°), mais maintenue pendant
très peu de temps, de façon à ce qu'elle ne puisse pas s'élever davantage, n'entraîne point non plus de résultats
fâcheux au double point de vue qui nous occupe.

3° Les températures élevées obtenues par un surchauffage

brusque et prolongé (50°) sont rapidement mortelles et tuent la mère et le fœtus.

4° Aucune expérience bien conduite ne prouve que le fœtus succombe longtemps avant la mère. Il y a même lieu de présumer, étant donné le traumatisme violent de l'opération césarienne à la période agonique de la mère, que ce choc opératoire suffit à entraîner rapidement la mort du fœtus.

D'ailleurs, dans un certain nombre d'expériences de Runge et dans une des nôtres, les petits ont été obtenus manifestement vivants. Il est donc difficile de se prononcer à cet égard.

Répétons encore que nous considérons ses expériences comme étant sans aucune valeur, puisque nous avons précédemment adopté, comme criterium définitif le part à terme, du fœtus viable. ce qui ne s'obtient que par le procédé employé dans nos dernières expériences, ou d'une façon très aléatoire par le surchauffage peu prolongé.

5° Au point de vue expérimental pur, disons pour finir qu'il existe de grandes différences individuelles chez les animaux de la même espèce :

a. Au point de vue de la température normale qui peut varier d'un degré et plus.

b. Au point de vue de la rapidité de l'échauffement ;

c. Au point de vue du degré d'hyperthermie acquis dans un même temps à une même température donnée.

6° En aucun cas nous n'avons vu la parturition prématurée, ou l'avortement survenir.

ESSAI DE CONCLUSIONS CLINIQUES.

L'influence des maladies générales pyrétiques sur le fœtus est variable et complexe.

L'hyperthermie est insuffisante à expliquer tous les cas. Bien plus, elle paraît n'être qu'un élément accessoire au même titre que les autres troubles entraînés par la maladie.

L'expérimentation semble démontrer que lorsqu'on se place dans les conditions qui peuvent le mieux amener chez l'animal en gestation un état permanent et prolongé d'hyperthermie, cela sans nuire au fonctionnement régulier de l'organisme, sans surchauffer l'animal et sans le plonger dans un milieu qui favorise chez lui l'emmagasinement trop rapide du calorique; lorsqu'on a soin de couper les stades d'hyperthermie par de courtes rémissions et qu'on ne dépasse pas les températures maxima observées dans l'espèce humaine ou qu'on ne les dépasse que de très peu (42,5); dans ces conditions, disons-nous, l'influence de la chaleur sur le fœtus paraît nulle ou à peu près.

La critique que nous avons faite des procédés employés avant nous pour échauffer les animaux en expérience nous permet de passer outre aux conclusions de cette expérimentation vicieuse.

C'est à ces simples formules que nous nous en tiendrons, du moins pour l'instant.

Paris. — Typ. A. PARENT, A. DAVY, succr, imp. de la Fac. de médecine, 52, rue Madame et rue Monsieur-le-Prince, 14.

84